Dr F. DURIN

DE LA

Luxation externe du Radius non congénitale

Moyen de guérison spontanée des fractures du cubitus

LYON
IMP. RÉUNIES

DE LA LUXATION EXTERNE DU RADIUS

NON CONGÉNITALE

Moyen de guérison spontanée des fractures du cubitus

DE LA LUXATION EXTERNE DU RADIUS

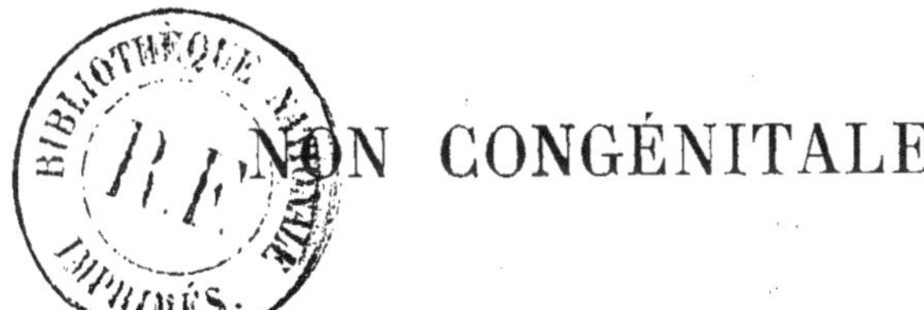

NON CONGÉNITALE

Moyen de guérison spontanée des fractures du cubitus

PAR

Le Dr Frédéric DURIN

LYON
IMPRIMERIES RÉUNIES
8, RUE RACHAIS, 8

1908

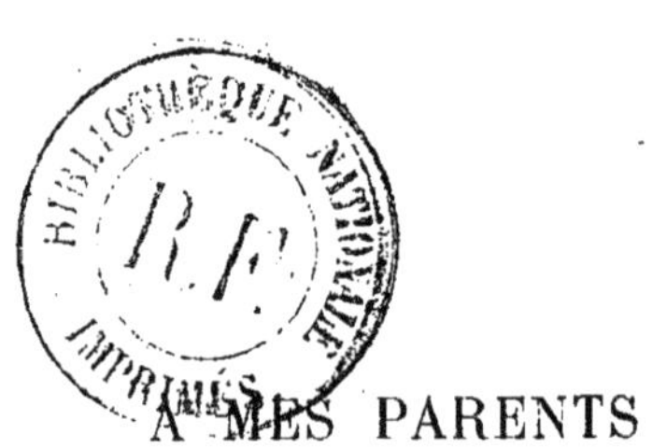

A MES PARENTS

A MES AMIS

1 DU

A Monsieur le Docteur DESTOT

MEMBRE DE LA SOCIÉTÉ DE CHIRURGIE DE LYON

Qui nous a inspiré le sujet de notre thèse nous adressons l'expression de nos vifs remerciements pour ses précieux conseils et son amabilité.

A Monsieur le Docteur VILLARD

PROFESSEUR AGRÉGÉ

CHIRURGIEN DES HOPITAUX

Hommages respectueux. Nous n'oublierons jamais ses leçons cliniques au lit du malade.

A Monsieur le Professeur VALLAS

CHIRURGIEN DES HOPITAUX

Au maître qui nous réserva toujours un si aimable accueil et qui nous fit le grand honneur de bien vouloir présider notre thèse, nous exprimons notre vive gratitude.

CHAPITRE PREMIER

Introduction.

Il ya plus d'un demi-siècle, Dupuytren disait dans ses leçons orales (t. III, p. 393) : « On ne saurait assez insister sur l'étude des fractures et des luxations, car on en rencontre dans les hôpitaux beaucoup de cas qui ont échappé à la sagacité et à l'observation des grands maîtres. C'est ainsi que *toutes les solutions de continuité, au voisinage des articles, sont les sources de nombreuses erreurs* ».

Ces paroles sont restées vraies jusqu'à ces dernières années; elles le seraient encore si la méthode d'examen des malades n'avait radicalement changée. L'inspection, la palpation, l'étude de la mobilité du membre, ne pouvaient donner au chirurgien des renseignements d'une précision suffisante. Ces procédés avaient donné tout ce qu'ils pouvaient donner, on était en droit de s'attendre à aucun progrès.

La radiographie, science encore si jeune et pourtant si féconde, est venue rénover complètement la question. Nous sommes en possession, aujourd'hui, d'une méthode sûre et précise en matière de chirurgie osseuse; nous n'induisons plus l'existence d'une lésion sur des symptômes plus ou moins évidents, nous voyons cette lésion. Le squelette, déshabillé de ses parties molles et de ses muscles, se présente avec toute sa netteté, dans ses moindres détails.

C'est une série de ces clichés très clairs et très démonstratifs, communiqués par M. Destot à propos d'un camarade, dont nous reproduisons plus loin l'observation qui nous a donné l'idée de notre travail. Fatigué de courir de chirurgien en chirurgien sans pouvoir obtenir rien de précis sur son cas et sur le traitement approprié, notre camarade se décida à nous accompagner chez M. Destot, le distingué spécialiste, dont la compétence radiographique est trop connue pour que nous insistions ici. M. Destot nous montra une collection de radiographies se rapportant, elles aussi, à des luxations externes de la tête radiale consécutives à des fractures du cubitus. Il nous exposa avec son indépendance d'esprit coutumière les vues originales qu'il avait déjà émises sur la question à la Société de Chirurgie de Lyon, en 1898.

Nous comprîmes immédiatement l'intérêt d'un sujet entièrement renouvelé et rajeuni par la radiographie, et nous résolûmes de rechercher des observations semblables à celle de notre camarade (guérison heureuse d'une fracture du cubitus, par luxation externe du radius; conservation des mouvements). Elles s'ajouteront aux observations déjà connues (cas du malade de Willaum, l'enfant observé par Danyau, malade de Bouillaud cité par Malgaigne, du lieutenant de cuirassiers d'Ollier, dont nous rapporterons l'observation).

Nous nous estimerons heureux si ces quelques observations viennent jeter une faible lueur sur la pathologie osseuse du coude, encore si obscure, et si nos conclusions contribuent à la transformation du traitement classique et suranné des fractures du cubitus avec luxation de la tête radiale, modifiant ainsi un pronostic important à préciser aujourd'hui, en raison de la loi sur les accidents du travail.

Nous n'avons pas l'intention de traiter dans son ampleur intégrale toutes les fractures du cubitus avec luxation de la tête radiale, mais seulement les cas heureux où la luxation externe permet la conservation des mouvements. Après un rapide *historique*, nous essaierons de montrer que toujours, dans tous les cas, les deux lésions sont simultanées; seul, ce rapport est important en clinique, beaucoup plus que le rapport de cause à effet, invoqué à tort par les auteurs (*mécanisme et pathogénie*). La constance de ces deux lésions étant admise, nous suivrons leur *évolution*. Evolution que l'on pourra modifier par un traitement précoce, si l'on a fait un *diagnostic* exact. Le *traitement* consistera à obvier à la possibilité de la luxation, par une méthode plus rationnelle. Si la luxation est constituée, on s'efforcera de la faire entrer dans le cadre de luxations favorables (luxations externes et en avant) à la conservation des mouvements.

CHAPITRE II

Historique.

Méconnues par la plupart des anciens auteurs, qui niaient même la possibilité d'une luxation de la tête radiale, quelle que soit la violence du traumatisme, les luxations du radius avec fracture du cubitus ne furent bien mises en évidence que par Malgaigne.

« J'en ai vu, à moi seul, quatre exemples, dit Malgaigne, dans la *Revue Médico-Chirurgicale*, et j'en connais quatre autres dus à Monteggia, Adams, Gerdy, Minet, sans compter une pièce provenant du cabinet de Desault et conservée au musée Dupuytren. » Le titre sous lequel la communication avait été faite : « Luxation du radius, compliquée de fracture du cubitus » souleva maintes discussions. Grenier (th. Paris, 1878) fit observer que dans la plupart des observations rapportées par les auteurs cités, la luxation n'avait été diagnostiquée que longtemps après l'accident, seule, la fracture avait été reconnue au moment du traumatisme. Il se basait, pour appuyer ces conclusions, sur la facilité avec laquelle se produit la fracture du cubitus et sur la difficulté de production du mécanisme nécessaire à la luxation du radius. Desprez, 1876, attirait l'attention sur ce fait, que la luxation primitive est une exception, mais qu'elle est fatalement consécutive. Dœrfler, en 1886, réfute cette opinion, et affirme au contraire, que la luxation est toujours contemporaine de la fracture, en se basant sur une série d'expériences et des faits cliniques. Stanciulescu reste dans un juste milieu. Lœbker, Mac Leod, Hugues, Erigam, Graille apportèrent des faits nouveaux montrant bien que la fracture du tiers supérieur du cubitus, avec luxation de la tête radiale, était une entité clinique. Rieffet, le premier, lui consacra un chapitre spécial dans le traité de Le Dentu et Delbet.

Dans un mémoire inédit, présenté en 1899 à la Société de chirurgie de Lyon, M. Destot montre que toutes les fractures du cubitus, aussi bien celles de l'extrémité supérieure que de l'extrémité inférieure, peuvent s'accompagner de fractures du radius. Depuis la base de l'olécrane, au niveau d'un trait horizontal passant par l'extrémité inférieure de l'humérus, jusqu'à la tête cubitale inférieure, le choc qui casse le cubitus peut entraîner la luxation du radius en avant. C'est pourquoi il faut rechercher systématiquement les fractures du cubitus, en présence d'une luxation du radius, et cela, non seulement au tiers supérieur, mais dans toute la hauteur de l'os.

Nous citerons à l'appui, l'histoire d'une femme qui tomba de sa hauteur sur son coude droit et se présenta à la consultation de M. le Pr Vallas avec un gonflement du coude. L'exploration démontra la présence d'une subluxation légère antéro-externe de la tête du radius, qui faisait saillie sous les muscles épicondyliens. L'exploration du cubitus au même niveau ou au tiers supérieur ne révélait rien, si bien que M. le Pr Vallas pensa à une fracture de la tête du radius, avec subluxation de l'os. Cependant, à 4 centimètres au-dessus de l'extrémité inférieure, la radiographie montra une fracture nette du cubitus, très basse (radiographie n° 2). La malade, d'ailleurs, n'attirait l'attention que sur son coude.

CHAPITRE III

Étiologie.

La solidarité pathologique crée par les relations anatomiques et physiologiques des deux os de l'avant-bras, se manifeste d'une façon bien évidente dans les fractures du tiers supérieur du cubitus. Sur 18 cas de fractures au tiers supérieur, rapportés par Stanciulescu (1890, th. Paris), la luxation isolée du radius en avant, n'a fait défaut que trois fois.

Les fractures du cubitus avec luxation ont été considérées comme surtout fréquentes chez les enfants. Sur 7 cas rapportés par Malgaigne, il y avait 6 enfants de 8 à 15 ans, 1 de 5 ans. Hamilton en rapporte 3 cas, relatifs les deux premiers, à des garçons de 9 ans, le 3e à une fillette de 4 ans. Forgues cite le cas d'un garçon de 5 ans. Mais il faut savoir qu'ils existent aussi fréquemment chez l'adulte. Les courbures en bois vert des os chez l'enfant sont plus fréquentes, en même temps que la lésion spéciale, connue sous le nom de pronation forcée douloureuse. (M. Pollosson.)

Presque toujours la cause tient à un traumatisme direct, atteignant l'avant-bras sur la face postérieure et

---

(1) Maurice Pollosson. — *Province médicale*, 3 novembre 1888.

interne, dans la position instinctive qu'il prend pour amortir une chute ou pour parer un coup. Le plus fréquemment, c'est une contusion par coup de pied de cheval (six fois sur vingt observations : Grenier, Dœrffer, Chevassu, Hefferich, Annequin).

On trouve ensuite, par ordre de fréquence (3), la chute sur l'avant-bras pris entre le tronc et le rebord d'un escalier ou d'un trottoir, l'écrasement par roue de voiture (Malgaigne), ou un tonneau (Le Dentu), par projection du corps contre un arbre, le bord d'un seau (Despres), quelquefois une chute de sa hauteur (O. Nivet, Dœrfler, Erigaux, Després); soit d'un lieu plus ou moins élevé : table, cheval, voiture (O. Gardy, Helferich, Herbet, Delorme).

Dans les observations nouvelles que nous présentons, il s'agit deux fois d'une chute hors du berceau, deux fois d'une chute vers l'âge de 12 ans, une fois d'une chute de cheval d'un officier de cavalerie, enfin, d'une vieille femme prise de faiblesse, tombée de sa hauteur en avant.

CHAPITRE IV

Mécanisme.

L'étude du mécanisme de cette double lésion est difficile à élucider.

Grenier, en 1878, fit les premières expériences à ce sujet. Dœrfler, Helferich, Schüller reprirent ensuite cette étude et convinrent de distinguer surtout deux cas :

Dans le premier, la luxation du radius et la fracture du cubitus sont contemporaines; c'est, pour eux, la *luxation primitive*, ou mieux, *immédiate*. Dans le second, la luxation du radius se fait lentement, plusieurs jours et même plusieurs mois après la fracture cubitale : ce sont les *luxations tardives*.

1° LUXATION IMMÉDIATE

La fracture du cubitus résulte presque toujours, avons-nous dit, d'un traumatisme direct, qui atteint l'avant-bras sur sa face postérieure et interne, dans la position qu'il prend instinctivement pour parer un coup ou amortir une chute. Le cubitus, fortement enclavé vers le coude, retenu au poignet par des ligaments puissants, ne peut se luxer, il est repoussé en avant, en dehors, et brisé. Si la force vive n'est pas épuisée, le radius est propulsé à son tour dans la même direction. La luxation antéro-externe du radius est constituée.

Quel est le fait primitif : Dummreicher, Albert, soutiennent que la fracture est la seconde en date. « La luxation du radius se produit d'abord, disent-ils, puisque le cubitus s'incurve. Si le cubitus se brisait le premier, c'est une fracture du radius qui se produirait, non une luxation. »

A ce fait, Grenier répond que la force vive nécessaire pour fracturer le cubitus et luxer ensuite le radius est considérable et qu'il n'a jamais pu réussir à produire cette double lésion sur le cadavre. Il en concluait que dans les fractures du cubitus, la luxation du radius est toujours secondaire.

Dœrfler, plus heureux, a pu réaliser la luxation directe de cet os. Il considère deux cas :

A. Un malade tombe sous une voiture et la roue lui passe sur l'avant-bras, on le relève avec précaution et on constate l'existence de la double lésion. Fracture et luxation sont contemporaines. « La luxation ne se produisait jamais au moment où je provoquais la fracture; mais si je prolongeais l'action de la force initiale, j'obtenais chaque fois, sans exception, une luxation de la tête du radius. »

B. Un malade tombe de sa hauteur sur son avant-bras, il essaie instinctivement de l'utiliser pour se relever. Tout le poids du corps se trouvant ainsi reporté sur les ligaments radio-huméraux, détermine leur rupture et amène une luxation immédiate indirecte du radius. La luxation sera, dans ce cas, singulièrement facilitée, si l'avant-bras est fléchi à angle droit au moment du choc ou de la chute. La cupule radiale est en effet à cet instant simplement appliquée devant la face antérieure du condyle. Elle est, de plus, fortement attirée en avant et en haut par la contraction du biceps. Dœrfler a réalisé ce second cas et montré que la luxation se produit surtout quand le cubitus est fracturé au tiers supérieur. Elle serait impossible pour lui quand la fracture siège au tiers inférieur.

2° LUXATIONS SECONDAIRES TARDIVES

Cette deuxième variété considérée par Grenier comme la plus constante, s'expliquerait, d'après lui, par deux mécanismes différents :

A. Luxation secondaire à un cal :

Les deux fragments du cubitus prennent chacun une direction différente : l'inférieur, en bas et en dedans, entraîné qu'il est par le poids de la main, le supérieur, en haut et en dehors, tiré par le brachial antérieur. Il en résulte la formation d'un gros cal volumineux, exubérant, qui « repoussera le radius en dehors et en avant, si on laisse le bras dans un appareil défectueux ». (Grenier, Gérard Marchand, Stanciulescu.)

B. Luxation secondaire à un raccourcissement du cubitus :

Cette deuxième catégorie, la plus fréquente pour Grenier, tiendrait à la pseudarthrose du cubitus. Sous l'influence des muscles contracturés, il y aurait un chevauchement de fragments et, par suite, un raccourcissement du cubitus. Le radius, trop long par rapport au cubitus, solidement attaché par son extrémité inférieure, se déplacera peu à peu par sa tête, aidé par les contractions du biceps, qui détermineront le sens de la luxation.

Tels sont les divers mécanismes invoqués jusqu'ici pour expliquer les luxations de la tête radiale, dans les fractures du cubitus. Depuis l'emploi systématique de la radiographie dans toutes les contusions des membres, quelles qu'elles soient, il semble qu'il faille renoncer à ces théories pourtant si ingénieuses. A ne considérer désormais que des faits, et les épreuves radiographiques sont des faits palpables, il faut considérer la fracture du cubitus et la luxation, comme des faits connexes. C'est dans un même temps que la force qui projette le bras en avant détermine la fracture du cubitus et déplace le radius. Mais si le traumatisme est moins intense, on peut observer la fracture simple du cubitus sans luxation radiale, dans les cas exceptionnels où la fracture reste sans déplacements. C'est à ce cas que Dœrfler faisait allusion quand il écrivait dans ses conclusions : « Le fragment supérieur du cubitus ne touchait nullement le radius par son extrémité brisée et, par suite, il paraît peu vraisemblable que les fragments du cubitus puissent repousser le radius ». Ce sont là les cas exceptionnels où la fracture reste sous-périostée.

La luxation secondaire immédiate, produite par le blessé lui-même en appuyant sur son avant-bras, semble d'un mécanisme trop ingénieux pour être exact. On a peine à croire à sa possibilité quand on voit Grenier, Dœrfler, Helferich, avoir tant de peine à produire cette luxation, même par des coups extrêmement violents. La luxation du radius ne se fait pas en un deuxième temps, mais bien en même temps que la fracture.

On comprend mal qu'une chute soit assez mathématiquement réglée pour casser seulement le cubitus, en laissant complètement intacte l'articulation radiale supérieure.

Quant aux luxations secondaires par cal volumineux et raccourcissement du radius, ce ne sont certainement pas les plus nombreuses, si même il est prouvé qu'elles existent. Ce sont, ou des erreurs de diagnostic, ou des fautes de traitement. Le déplacement secondaire est relativement peu considérable et si l'on ne voit la luxation que tard, c'est qu'ordinairement, après l'accident, le gonflement et les signes de fractures ont masqué la lésion radiale. C'est là une erreur fréquente dont sont souvent passibles les meilleurs chirurgiens, s'ils n'emploient pas la radiographie.

La luxation secondaire à la contracture du biceps n'existe pas davantage. Là encore, le chirurgien qui n'a pas vu au début la luxation est tout surpris de la retrouver quand le blessé est sorti de son appareil. Cette luxation, légère au début, a été accentuée par un traitement défectueux.

Mettre le bras en flexion, à angle droit, en demipronation, c'est favoriser l'action du biceps, qui tirera sur la tête radiale et exagérera une luxation légère au début.

En résumé, il résulte de l'examen de radiographies multiples faites par M. Destot à l'Hôtel-Dieu de Lyon, que le traumatisme produit, suivant son intensité :

La fracture simple du cubitus sans luxation radiale, dans les cas exceptionnels où la fracture cubitale reste sous-périostée, sans déplacement.

Mais dans tous les autres cas, qui constituent la moyenne, le radius est brisé en même temps que se fait la fracture. La force qui projette l'avant-bras en avant, détermine la fracture du cubitus et déplace simultanément le radius.

La luxation secondaire provoquée par consolidation angulaire du cubitus n'existe pas davantage. Elle tient simplement à ce que la réduction du radius n'a pas été faite ou a été mal faite et non maintenue. C'est seulement en enlevant l'appareil qu'on s'aperçoit de la luxation du radius. Une exploration plus attentive, une mise en extension forcée et supination, rappelant la tête radiale sous le condyle aurait évité la déformation.

Dans les cas que nous avons en vue, la fracture du cubitus a entraîné une diminution de longueur de l'os dans son accroissement, et on est très étonné de trouver un radius déplacé, faisant une grosse saillie au dehors. Les troubles trophiques remarqués sur la tête radiale démontrent qu'elle est inutilisée depuis longtemps et que l'accroissement des deux os n'est plus en harmonie. Dans certains cas, l'extrémité radiale prend l'aspect de l'extrémité supérieure du fémur; la surface articulaire ancienne représentant le grand trochanter (pièce du musée anatomo-pathologique de Zurich, reproduite par Krœnlein).

Radiographie N° 1

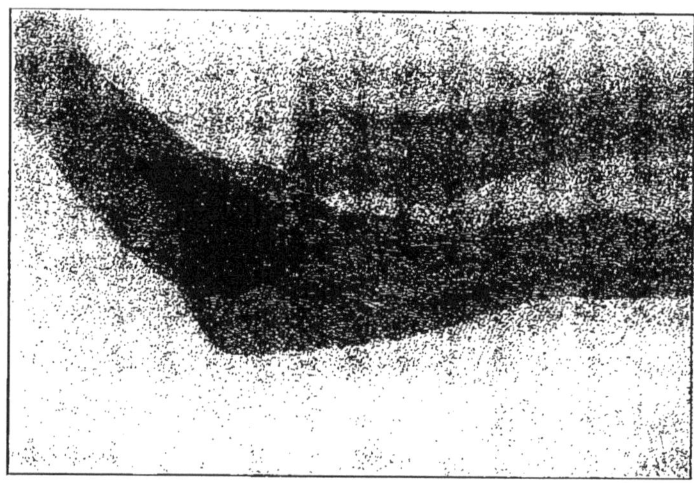

La radiographie montre que le radius est luxé en avant et en haut, alors que la fracture cubitale est presque consolidée bout à bout. Pas de cal exubérant repoussant le radius, diminution de longueur du cubitus insignifiante.

Pourtant la luxation est indiscutable.

Radiographie N° 2

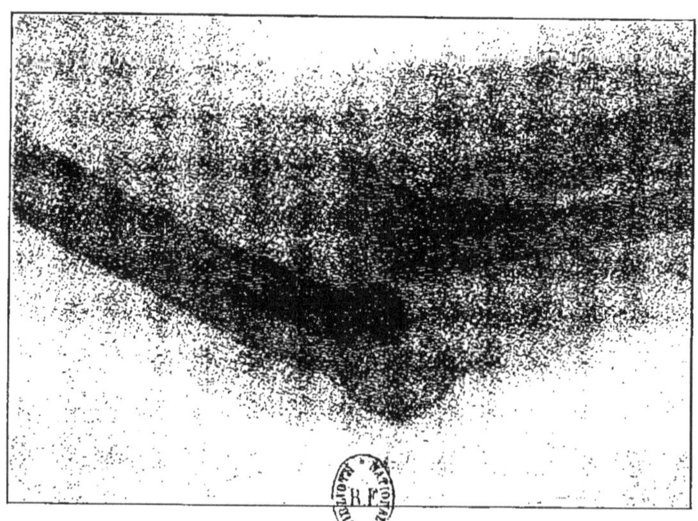

Montre que la luxation en avant se produit même dans les cas de fracture de la base de l'olécrâne. Elle s'observe aussi dans les fractures basses du cubitus, même à 4 ou 5 cent. inférieur (voir Obs., page 7).

Radiographie N° 3

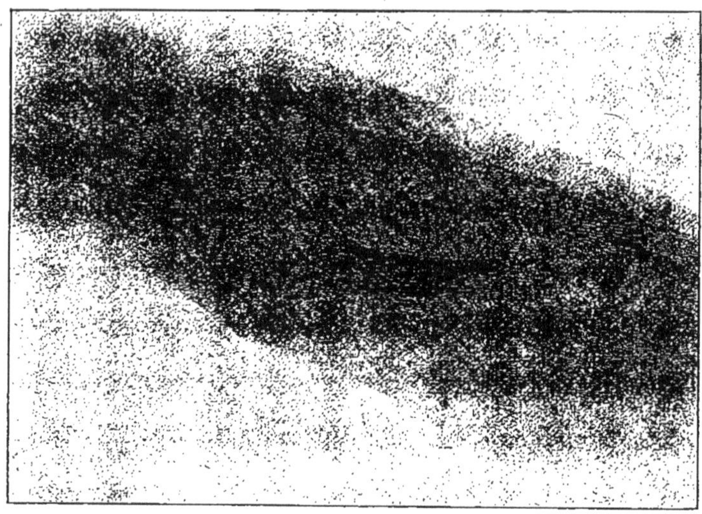

Luxation externe, chez un enfant, avec fracture du cubitus consolidée.

Radiographie N° 4

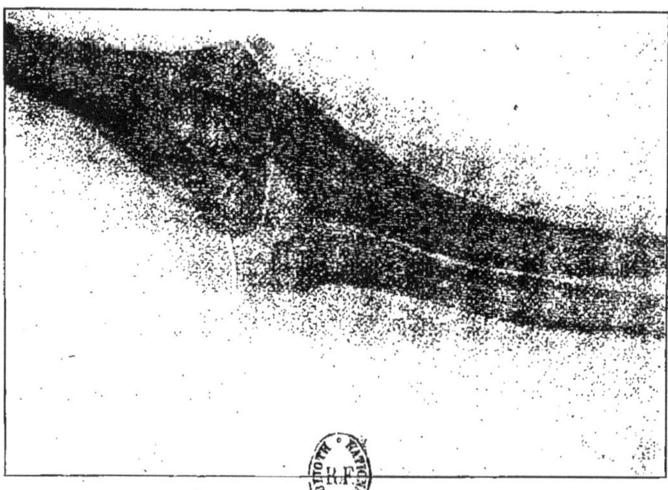

La fracture du cubitus est parfaitement guérie, mais sa courbure anormale démontre qu'il s'agit d'une ancienne fracture. (Obs. n° I p. 23).

Radiographie N° 5

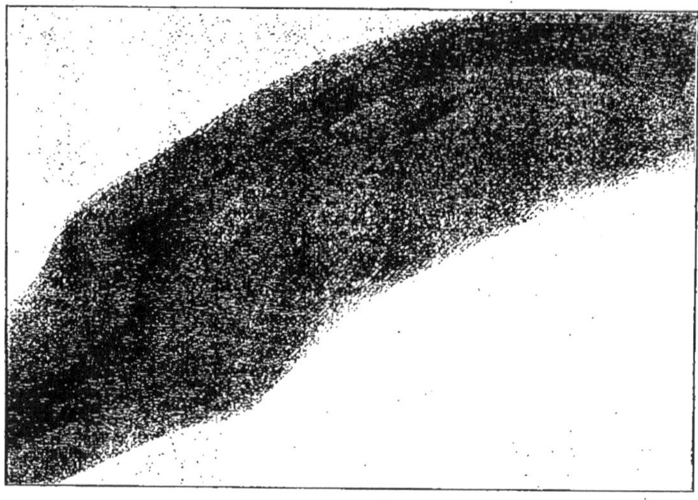

Fracture ancienne du cubitus guérie par pseudarthrose. Luxation externe du radius. Conservation des mouvements. (Obs. n° II p. 25).

Radiographie N° 6

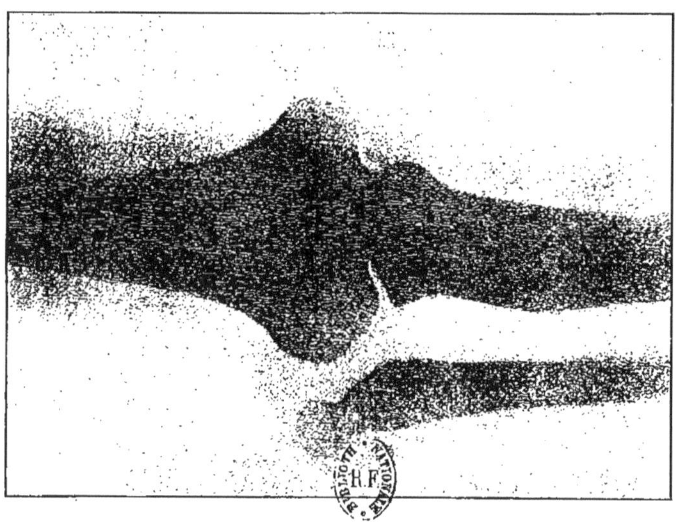

Fracture ancienne guérie, ayant laissé une forte incurvation cubitale. Luxation externe de la tête radiale atrophiée. Conservation des mouvements. (Obs. n° V p. 28).

Radiographie N° 7

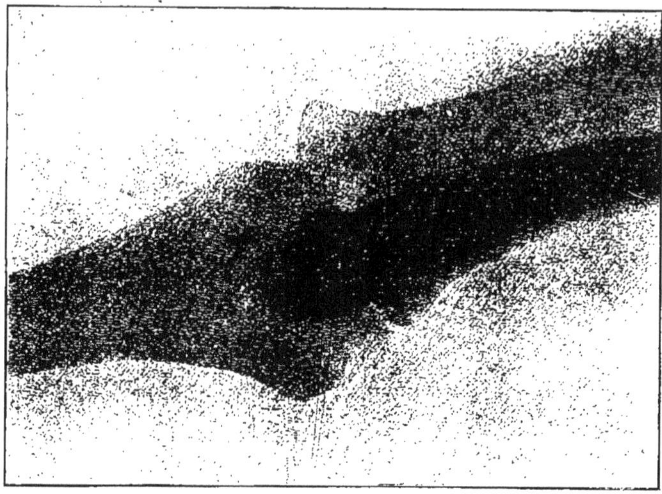

Luxation externe du radius datant de l'enfance, plus de trace de fracture. Conservation de tous les mouvements. (Obs. n° VI, p. 29).

Radiographie N° 8

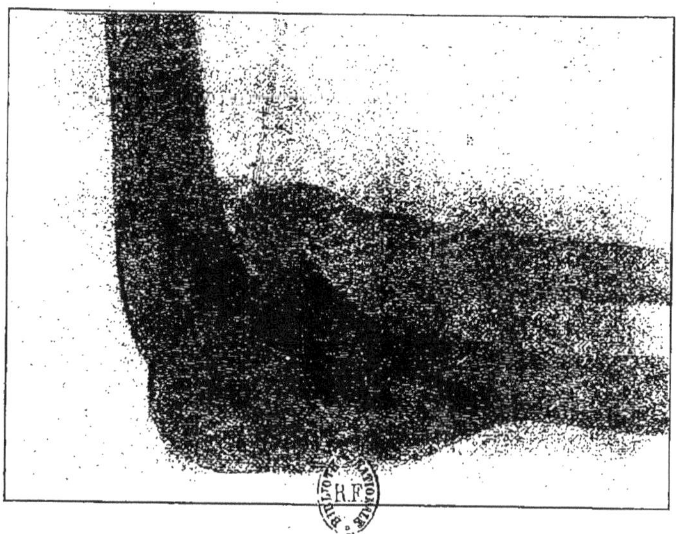

Mauvais résultats du traitement d'une fracture du cubitus avec luxation du radius, ankylose. Cal exubérant sur le cubitus, hypertrophie de l'olécrâne. Pont osseux entre le radius et le cubitus. Déformation de la tête radiale.

Cette lésion représente le stade ultime d'une mauvaise réduction de la fracture représentée radio, N° 2.

Radiographie N° 9

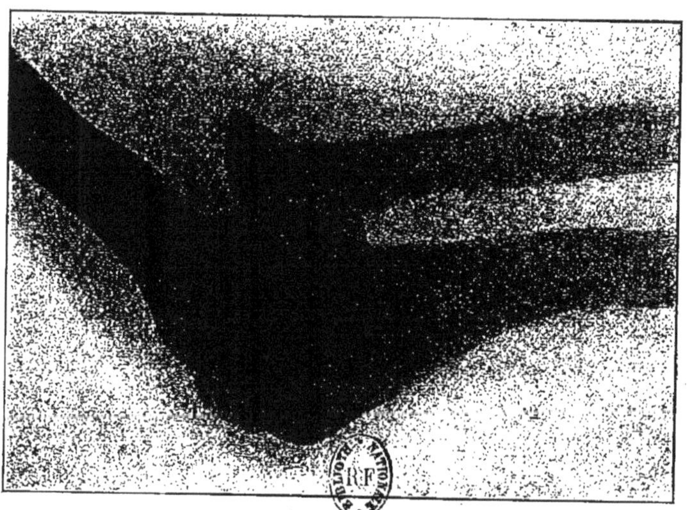

D'apparence semblable à la radiographie N° 8, pourtant les résultats sont tout différents. La luxation s'est faite en avant et en dehors, le radius complètement libre tourne parfaitement. Sur la face antérieure de l'humérus on voit nettement une dépression due à l'usure de l'humérus par frottement de la tête radiale. L'atrophie du radius démontre l'ancienneté de la lésion

CHAPITRE V

Diagnostic.

Il faut bien se méfier de la luxation du radius dans les fractures du cubitus : sur sept cas rapportés par Malgaigne, le diagnostic n'a été fait que deux fois.

Généralement, il suffit d'y penser. A la simple inspection, on voit nettement que les diamètres de l'extrémité supérieure sont modifiés. Il y a diminution du diamètre transverse et augmentation du diamètre antéro-postérieur, la déformation est manifeste.

L'attitude générale est surtout la demi-flexion avec une position intermédiaire entre la pronation et la supination. En suivant le profil du coude, on constate une saillie à la partie supéro-externe de l'avant-bras, qui n'est autre que la tête radiale soulevant la masse des muscles épicondyliens.

Si on examine les rapports de la cupule radiale avec le condyle huméral, on trouve, dans le pli du coude au-dessus du condyle, une saillie arrondie se déplaçant avec les mouvements du radius, qui doit mettre l'esprit en éveil.

Cette tête radiale roulant sous le doigt et l'olécrane sert de point de repère précieux pour juger du déplacement du radius.

Normalement, il existe, entre la face externe du cubitus et la tête radiale, un petit espace formant une dépression, où l'on sent le condyle huméral par sa face postérieure. Cet intervalle léger qu'on est accoutumé à rechercher dans le cas d'arthrite du coude (notamment l'arthrite tuberculeuse où l'on perçoit nettement la synoviale gonflée) est le point qu'il faut surtout explorer dans les cas de fracture du cubitus, lorsqu'on soupçonne la subluxation radiale. On trouve alors, en insinuant le doigt entre les deux os, un espace anormal plus grand que d'habitude, dans lequel fait saillie le condyle en partie abandonné par la tête radiale.

Quand la lésion est fraîche, la dislocation entre le radius et le cubitus perceptible à cet endroit est difficile à sentir, en raison de l'épanchement. Mais en faisant exécuter simultanément des mouvements de flexion et extension, on se rend compte que le radius ne revient pas sous le condyle et que celui-ci sépare l'olécrane de la tête radiale.

Lorsque la lésion est ancienne, l'épanchement résorbé, la saillie antérieure externe du radius est plus manifeste et si l'on déprime les muscles épicondyliens, le bras demi-fléchi, on arrive à sentir la face supérieure de la cupule radiale.

L'exploration des mouvements permet de reconnaître aisément qu'il existe une certaine gêne. L'extension n'est jamais complète. La pronation n'est point empêchée, la supination l'est un peu, la flexion dépasse rarement l'angle droit; elle est souvent arrêtée comme par un obstacle mécanique semblant faire cal.

Mais dans un certain nombre de cas que nous présentons dans cette thèse, le radius, au lieu de se porter en haut et en avant, bute contre l'humérus et se trouve projeté en avant et en dehors. La flexion n'est plus gênée et limitée mécaniquement par la rencontre de la cupule radiale avec la face antérieure de l'humérus. La tête du radius fait une saillie tellement considérable, que non seulement le doigt peut apprécier la forme de la cupule radiale, mais que la peau conserve une dépression moulée sur la tête de l'os déplacé.

Lorsque la lésion date de la première enfance, le tissu osseux s'adapte facilement à de nouvelles conditions articulaires ou même, la tête reste mobile, se déplaçant dans les mouvements de pronation et supination et toutes traces de fractures disparaissent.

Il faut alors songer à l'origine congénitale possible de la lésion.

La bilatéralité des lésions est une forte présomption de congénitalité (Cruveilher-Verneuil, Paris).

La grande mobilité de la tête radiale, signalée par Bonnenberg, n'est pas absolument constante dans les luxations congénitales; elle a été constatée souvent dans les luxations traumatiques anciennes.

La soudure du radius au cubitus, dans les luxations congénitales, déjà combattue par Malgaigne, n'a été observée que cinq fois, et Bonnenberg admet dans ce cas la possibilité d'un traumatisme ancien, ayant amené une luxation et une fracture, qui se sont consolidées d'une façon vicieuse.

Le meilleur élément de diagnostic est fourni par l'histoire du malade. Il importe surtout de connaître la date d'apparition de la lésion, de savoir si elle a été constatée après la naissance, et il est bien rare alors qu'on ne puisse retrouver, dans des coudures anormales, l'indice du traumatisme primitif.

En somme, le diagnostic est des plus difficiles. Les signes de la fracture du cubitus dominent tellement les autres signes, qu'il arrive fréquemment que le chirurgien s'attache surtout à eux et laisse échapper la luxation, si l'attention n'est pas éveillée à ce sujet et s'il ne songe pas à la radiographie pour déterminer d'une façon immédiate et sûre, la situation respective des os du coude.

En résumé. — Dans les cas frais, le diagnostic s'impose, mais dans les lésions anciennes, quand on se trouve en présence d'une luxation de la tête radiale antéro-externe, découverte à un âge avancé, on peut se poser trois questions :

1° S'agit-il d'une luxation congénitale du radius ?

2° S'agit-il d'une luxation isolée du radius ?

3° La luxation isolée du radius n'est-elle pas symptômatique d'une fracture cubitale ?

1° La première surtout est difficile à élucider, et il importe de bien connaître les éléments qui peuvent militer en faveur de la congénitalité :

a) *Bilatéralité des lésions.*

b) *Présence d'autres déformations*, telles que *vice de position de la main* (radius trop court par atrophie congénitale donnant la main bot), *carpus curvus*, par inégalité de croissance des deux os de l'avant-bras.

L'aspect, la forme du radius sont tout à fait différents de ce que l'on voit dans les cas traumatiques.

2° S'agit-il d'une luxation isolée du radius ?

La question est des plus difficiles, s'il s'agit d'une luxation traumatique de l'enfance sans fracture du cubitus. Une telle lésion observée à un âge avancé sera très embarrassante au point de vue diagnostic. Pourtant, le radius, privé par la luxation de ses moyens d'union supérieure, subira une diminution d'accroissement notable, et on aura des déformations vers la main, caractérisées par la saillie anormale du cubitus et une incurvation antéro-postérieure du poignet.

Au contraire, dans les cas en vue, le poignet reste normal et les inflexions cubitales démontrent l'ancienne origine cubitale de la lésion.

CHAPITRE VI

Évolution et pronostic.

Dans les luxations radio-humérales, avec fracture du cubitus, le pronostic est toujours grave si on abandonne l'affection à elle-même et si le sujet est arrivé à l'âge adulte.

Le déplacement de la tête radiale devient irréductible. L'adaptation des surfaces articulaires radio-humérales se fait rarement dans des conditions permettant à la flexion de dépasser l'angle droit, et au membre, de conserver de la solidité. Il s'ensuit souvent que le membre malade n'est plus d'aucune utilité et s'atrophie lentement. La flexion est souvent gênée ou même empêchée par la tête du radius, qui vient buter contre la face antérieure de l'humérus. La pronation et la supination ne se rétablissent qu'incomplètement.

Il est pourtant une éventualité assez heureuse, fréquemment réalisée chez l'enfant (99 fois chez les adultes). Le radius, au lieu de se porter en haut et en avant, bute contre l'humérus et se trouve projeté en avant et en dehors. Ce processus se fait soit peu à peu, par un glissement insensible, soit à la suite d'une chute secondaire, ainsi que le cas s'est présenté dans une de nos observations. Le malade, âgé alors de 12 ans, était incapable, à la suite d'une chute datant du berceau, de fléchir le bras, même jusqu'à angle droit. Il sentait nettement quelque chose qui venait faire cale et l'empêchait de continuer son mouvement. Un jour, son pied glisse, il tombe sur l'avant-bras, reste quelques jours à peine le coude endolori, puis est tout surpris de voir peu à peu le mouvement de flexion prendre de plus en plus d'étendue, pour, en fin de compte, devenir presque normal.

D'autres fois, le mécanisme de guérison est plus simple : par ce seul fait que le sujet est jeune, le radius se crée une articulation nouvelle. A la longue, tous les mouvements reviennent avec presque leur ampleur primitive. Les malades peuvent même effectuer des travaux de force : jouer au foot-ball, monter à cheval, porter des seaux très lourds (20 kilos), le tout, sans fatigue appréciable. Le bras du côté malade a moins de force que celui du côté sain, mais ce n'est pas là un phénomène pathologique, il se voit chez les sujets normaux.

Chez l'adulte, la persistance de la luxation du radius en avant et en dehors, après la guérison de la fracture du cubitus, n'est pas non plus d'un très mauvais pronostic. Sur les vingt-huit observations de la thèse de Delafonchardière, 1903, on trouve quatre cas de luxation irréductible du coude, en avant et en dehors. Un seul de ces cas peut être considéré comme douteux, l'observation ne fait pas mention si le malade a recouvré ses mouvements, dans les trois autres, les fonctions sont redevenues presque normales.

La luxation externe semble donc, et à tous les égards,

un mode de guérison très acceptable, sur lequel il est absolument permis de compter, surtout chez les enfants, car les observations montrent que ces enfants ont guéri même sans traitement, indépendamment de la volonté du médecin.

OBSERVATIONS

Observation I

(Due à l'obligeance de M. Vignard, recueillie par M. Barlatier.)

D... Antoine, 9 ans, entre à Saint-Augustin dans le service de M. Vignard, le 11 mars 1905. A la suite d'une chute sur le coude, fracture du cubitus au tiers supérieur, avec luxation de la tête radiale en avant. Le petit malade est traité par l'extension pendant trois semaines, puis retourne chez lui à peu près complètement guéri.

Il est revu le 14 septembre 1906 et radiographié (radio n° 4). Les mouvements sont à peu près complets. La flexion est complète, il y a plutôt de l'hyperextension de l'avant-bras. Pronation et supination complètes. Attitude légère en cubitus varus, 163°. Mobilité latérale dans l'extension du coude. Atrophie légère du bras et de l'avant-bras.

Dans l'extension, déformation du coude ; grosse saillie externe répondant à la tête du radius, luxée en avant et en-dehors, très mobile d'avant en arrière ; le tiers supérieur du cubitus décrit une courbe à convexité interne.

Dans la flexion même, déformation externe, l'enfant se sert moins bien de son bras gauche.

Observation II

(Due à l'obligeance de M. Vignard, recueillie par M. Barlatier).

M... Jean, 14 ans, vient à la consultation du Dr Vignard le 26 mars 1907. Il est envoyé par son médecin, parce qu'il est tombé récemment sur le coude droit, et parce qu'il souffre à la partie moyenne de l'avant-bras.

Il montre également une déformation qu'il présente depuis l'enfance sur la face externe de son coude.

Il raconte qu'il est tombé à l'âge de 3 ans dans des conditions que les parents ne précisent pas. Il a été soigné par un médecin, qui a essayé de réduire la fracture, puis l'a immobilisée.

Les mouvements ont été longs à revenir; il a été massé et mobilisé plusieurs mois.

Depuis son accident, la déformation a été constatée.

Actuellement.— Le cubitus est en valgus, la tête du radius fait une saillie externe ; on sent très nettement la cupule radiale. Le cubitus est en place.

L'enfant souffre au niveau de la partie inférieure de l'avant-bras.

Tous les mouvements sont complets.

Aux observations précédentes, qui ont trait à des enfants, nous pouvons joindre l'observation suivante, produite chez un adulte : fracture du cubitus avec pseudarthrose, luxation externe du radius et conservation des mouvements.

Observation III

Un capitaine d'artillerie en garnison à Tarbes, âgé de 45 ans, fit une chute de cheval, et au moment où il se relevait reçut une ruade dans le bras droit. La fracture du cubitus qui s'ensuivit s'accompagna de luxation du radius ; il existait une énorme augmentation de volume de l'avant-bras, qui était raccourci. Lorsqu'on essayait de saisir cet avant-bras, on constatait qu'on pouvait le plier facilement dans sa longueur. A la partie externe existait une saillie anormale considérable de la tête radiale, accompagnant les mouvements de l'avant-bras.

Cette luxation datant de six mois ne l'empêchait pas de faire son service, monter à cheval, se servir de son sabre.

Ce malade a été vu par différents chirurgiens de Lyon, M. le professeur Vallas notamment, et la question posée était de savoir si on devait par une opération consolider la pseudarthrose du cubitus en même temps que réséquer la tête radiale pour rendre au bras une forme normale et une solidité plus grande. Après examen approfondi, il fut décidé qu'en présence de cet état fonctionnel remarquable, une intervention était inutile.

Observation IV

(Ollier. — *Traité des résections*, t. II, p. 289.)

Luxation complète du radius en avant, survenue à l'âge de 3 ans ; pas de tentatives de réduction. Persistance de la luxation, mais retour de la force du membre et de tous les mouvements ; flexion à peu près complète de l'avant-bras.

M... H..., lieutenant de cuirassiers, fit à 3 ans une chute sur le coude droit. *On crut à une simple fracture du cubitus* et on plaça le bandage dans un appareil inamovible. Le surlendemain, l'enfant partait pour l'Egypte avec ses parents. A la levée de l'appareil, l'enfant ne put fléchir l'avant-bras et le médecin du Caire qui le soignait attribua cette raideur à l'exubérance du cal. Deux ans et demi après, on ramena l'enfant à Paris, et on consulta Nélaton, qui constata une luxation du radius et déclara qu'il n'y avait rien à faire, vu l'ancienneté de l'accident.

La luxation persiste toujours, et l'on sent très distinctement la tête en avant, au-dessus du condyle, mais elle s'est creusée à ce niveau une cavité dans laquelle elle tourne, dans les mouvements de pronation et supination. Cette dépression oblique en dehors n'est pas assez profonde pour recevoir la tête dans la flexion complète de l'avant-bras; la tête s'échappe alors en dehors, et on la sent sur le bord de l'épicondyle. En comparant les deux avant-bras, le bras luxé fléchit à 45°, le bras sain à 40°. L'extension est complète, ainsi que la pronation et la supination.

Ce jeune homme est aujourd'hui officier de cavalerie ; il manie le sabre d'ordonnance avec beaucoup de dextérité, et personne ne se doute qu'il ait jamais éprouvé un accident quelconque au bras droit. Il ressent cependant après des exercices forcés, un peu de fatigue dans le poignet. La force de pression de la main est de 61 kilogr. 500 pour le côté de la luxation (côté droit), et de 61 pour le côté sain. Le membre luxé est, dans son ensemble, plus court d'un centimètre que le côté sain, de l'acromion à l'apophyse styloïde du radius.

Observation V

(Personnelle.)

Bernard Jean, 40 ans, entré salle Sainte-Marguerite pour leucémie. Luxation ancienne du radius gauche en avant et en dehors. Cubitus incurvé.

Ne se souvient pas, vu son bas âge à l'époque, des circonstances de sa chute. Sa mère lui aurait raconté qu'il était tombé du berceau à l'âge de 6 mois.

A commencé à s'apercevoir vers 4 ans d'une petite grosseur vers le coude gauche, qui ne le gênait du reste nullement. Peu à peu cette grosseur s'est précisée chaque jour davantage, amenant un raccourcissement progressif assez marqué pour lui interdire les habits de confection. La force, quoique moins considérable que du côté droit, était cependant conservée en partie. Le malade a pu faire des métiers assez pénibles, tel que celui de mineur. De douleurs, il n'en a jamais ressenties, sauf peut-être quand il se surmenait, et encore c'était plutôt une fatigue douloureuse qu'une véritable douleur.

Etat actuel. — Sujet très anémié, présentant un amaigrissement général. Atrophie assez marquée pourtant vers les muscles de son avant-bras malade.

A 9 centimètres de l'apophyse styloïde radiale droite, 18 centimètres (largeur avant-bras).

A 9 centimètres de l'apophyse styloïde radiale gauche, 16 centimètres (largeur avant-bras).

Raccourcissement du bras gauche marqué.

Le radius luxé en avant et en dehors, semble comme prêt à s'énucléer, la tête fait saillie sous la peau et roule les doigts quand on fait des mouvements de pronation et de supination. Mais il est impossible de la mobiliser latéralement en avant et en dehors. On n'observe pas le phénomène de la « touche de piano ». Le radius semble s'être créé une nouvelle articulation.

Le cubitus les augmente de volume, surtout vers l'apophyse styloïde, est massif, fortement incurvé en dehors, la crête tranchante qui donne insertion au ligament interosseux est perçue nettement, mais il semble que le cubitus ait subi un certain degré de torsion en dehors.

Les mouvements sont assez bien conservés. La supination est incomplète, la pronation semble mieux conservée, mais il y a des mouvements de suppléance du bras.

L'extension ne peut dépasser 170°.

Les forces sont assez bien conservées. Le malade qui exerce actuellement la profession de plâtrier, gravit sans peine les étages en portant à chaque main un grand seau plein d'eau, dit de plâtrier, qui contient paraît-il 20 litres.

Au dynamomètre, on trouve à droite 10°, à gauche 2°, donc différence bien nette.

Observation VI

(Personnelle.)

B... M..., 21 ans, étudiant en médecine.

Chute de berceau à l'âge de 3 ans, ayant amené une enflure considérable du poignet droit. Le médecin appelé constate « un froissement des cartilages » et prescrit simplement le massage de l'avant-bras. Peu après, la mère s'apercevant que l'enfant était incapable de se servir de son avant-bras, redemande le médecin qui met alors le bras en flexion dans des palettes. On le laissa ainsi pendant quinze jours et dès lors le petit malade put s'aider à peu près normalement de son avant-bras. La flexion seule était limitée par « quelque chose qui venait faire cale vers le pli du coude ». L'enflure ne disparut entièrement qu'un mois après l'accident, et c'est alors que l'on remarqua la mobilité excessive du radius.

A 15 ans, nouvelle chute, mais très légère, sur le même avant-bras. Elle reste bien fixée dans les souvenirs du malade, parce que celui-ci a remarqué qu'à dater de cette chute, les mouvements de flexion ont repris leur ampleur normale.

Etat actuel. — Bras droit légèrement atrophié par rapport au bras gauche. Au poignet, les apophyses styloïdes du radius et du cubitus sont sensiblement sur le même plan, mais le poignet est élargi transversalement. Vers le coude, la tête radiale fait fortement saillie en dehors et en avant sous la peau, augmentant le diamètre transversal.

Le bras droit est nettement plus gros que le gauche.

A la palpation, on est frappé par la mobilité excessive du radius qui présente nettement le phénomène de la « touche de piano ». La tête radiale n'est pas fixée sur la face externe de l'humérus, on peut la déplacer facilement en tous sens, sans douleur. La forme de la tête n'est pas altérée, ainsi qu'on peut s'en rendre compte en faisant effectuer divers mouvements de pronation et supination.

Le cubitus ne présente rien de bien particulier, la palpation ne permet de trouver ni courbures anormales, ni cal quelconque.

Les mouvements sont remarquablement recouvrés. L'extension est complète, la flexion aussi étendue, même peut-être plus que du côté sain.

Les mouvements de pronation et supination s'effectuent sans douleur aucune, à peu près complètement.

Les forces sont conservées, le malade peut jouer au football. Les forces de traction seules sont légèrement diminuées.

CHAPITRE VII

Traitement.

La luxation externe, en avant du radius, persistant après la guérison de la fracture du cubitus, quoique relativement favorable, n'en est pas moins une faute de traitement, due à l'insuffisance absolue de la thérapeutique classique.

Tous les auteurs sont d'accord, en effet, pour recommander, avant tout, dans les fractures du cubitus avec luxation du radius en avant, de s'occuper d'abord de la fracture, ensuite de la luxation. La luxation réduite, ou du moins semblant réduite, les fragments du cubitus bien en place, l'avant-bras est mis en plâtre en flexion aiguë, demi-pronation, pendant vingt-cinq jours. (Hennequin-Lœvy, 1908.)

Ensuite, massage. Dans quelques cas, mais bien rares, on observe la guérison contre toute attente. Le plus souvent, on obtient bien la guérison de la fracture du cubitus, mais la luxation persiste ou reparaît lors du premier mouvement, plus accentuée même, ou du moins rendue plus visible par l'atrophie des masses musculaires.

Pourtant, toutes les prescriptions sont observées : M. Delorme va même jusqu'à suturer les fragments du cubitus et pour empêcher le déplacement du radius, il applique un gros fil métallique, bien tendu, autour du col, au-dessus de la tubérosité bicipitale.

L'observation de Delorme se résume ainsi : « Fracture du cubitus » à la partie moyenne, luxation complète en avant de la tête du radius, réduction « apparente », congé de convalescence. « La fracture se reproduit » avec luxation radiale, sans nouveau traumatisme signalé. Suture du cubitus, puis mise en place d'un gros fil, pour fixer la tête du radius. Malgré ces précautions se reproduit la luxation. Un mois après M. Delorme doit réséquer la tête.

Il faut remarquer dans cette observation, que la fracture qui se reproduit spontanément est bien singulière. Les idées théoriques qui ont conduit M. Delorme à la suture du cubitus auraient dû, si elles avaient été fondées, amener la réduction de la luxation et son maintien, car ici, on ne peut invoquer ni la diminution de longueur du cubitus, ni la présence d'un cal exubérant refoulant le radius, pour expliquer la luxation de cet os. M. Delorme va même plus loin, il met la corde au cou du radius récalcitrant et le force ainsi à reprendre sa place dans la cupule cubitale. Pourtant, la luxation se reproduit. Il faut donc en conclure que la cause qui déterminait la luxation ne résidait pas, comme le voulaient les idées théoriques, dans la fracture du cubitus, dans sa diminution de longueur et la présence d'un cal, mais bien dans une luxation de l'avant-bras, en avant, non réduite. M. Delorme eut mieux fait de mettre son avant-bras en hyperextension forcée, la tête radiale dessous le condyle huméral, plutôt que de se livrer à une opération aboutissant à la résection radiale.

Cette résection semble avoir rallié la majorité des chirurgiens (Schüssler, Von Lesser, Reverdin, Ollier, Nelaton, Poncet, Chevassu, Lejars), de préférence à l'arthrotomie, toutes les fois que la luxation se fait en dedans en avant, et s'oppose à la plupart des mouvements. Les résultats n'en sont pas toujours absolument merveilleux. (Delorme, Kirmisson.)

Parfois, la luxation se fait en dehors et en avant, c'est un cas heureux, il est inutile d'intervenir, car l'affection, peu gênante, laisse persister la plupart des mouvements. Il y aurait peut-être autant de bénéfice à transformer en luxation en avant et en dehors les autres luxations du radius, surtout chez l'enfant où le déplacement de la tête radiale présente si peu d'inconvénient.

En résumé. — Le traitement de la fracture avec luxation présente plusieurs modes :

Si on arrive avec une fracture fraîche, il faut réduire l'avant-bras luxé en avant, sans s'inquiéter du cubitus, et tout en plaçant le radius sous le condyle, mettre l'avant-bras en extension forcée. On rendra ainsi au membre sa longueur et ses fonctions.

En présence d'un cas ancien, deux cas peuvent se produire : ou bien la luxation directe en avant du radius gène les mouvements de flexion, et il faut réséquer la tête.

Ou bien le radius est en avant et en dehors : il n'y a rien à faire, car le malade a ses fonctions presque complètes.

On peut ajouter ce point nouveau que ce mode de guérison spontanée pourrait peut-être servir de règle dans le traitement des luxations du radius avec fracture du cubitus consolidé. Il suffirait, en effet, par des manœuvres extérieures, faites sous anesthésie, d'amener le radius en dehors pour assurer, au bout de quelques jours, la restauration des fonctions, sans intervention sanglante.

Nos observations démontrent parfaitement l'heureuse issue d'un traumatisme léger, qui déplace le radius et amène ainsi la guérison d'une façon providentielle.

CONCLUSIONS

I. — Les fractures du cubitus au-dessous de l'olécrane s'accompagnent presque toujours de luxations en avant de l'avant-bras, caractérisées par la luxation du radius en avant.

II.— Cette luxation est toujours primitive et ne dépend ni de l'embarure des fragments du cubitus, ni de la formation d'un cal exubérant, ni de contractions musculaires.

III. — Les théories soutenues pour expliquer les luxations secondaires reposent sur des erreurs de diagnostic et un défaut d'examen des malades.

IV. — La radiographie permet de reconnaître que les causes incriminées n'avaient aucune valeur et que la luxation dépendant du même traumatisme que la fracture, on pourrait appeler cette lésion : *Luxation en avant de l'avant-bras avec fracture du cubitus.*

La guérison de ces luxations du radius ne se fait pas spontanément dans la plupart des cas.

Le chirurgien qui n'a pas fait d'emblée une bonne réduction est obligé de recourir à la résection de la tête radiale.

Toutefois, dans un certain nombre de cas, le radius, au lieu de se porter en haut et en avant, bute contre l'humérus et se trouve projeté en avant et en dehors. Cette luxation externe constitue le mode de guérison spontané des fractures du cubitus avec luxation du radius.

Lorsque la lésion du cubitus date de la première enfance, toute trace de fracture disparaît et la luxation du radius paraît congénitale.

L'histoire du malade, l'examen systématique du cubitus, permettront de retrouver dans des coudures anormales, le traumatisme primitif et de ne pas confondre ces luxations isolées du radius avec les luxations congénitales de cet os.

Cette accommodation du radius à son ancienne fracture n'enlève au membre atteint, ni sa souplesse, ni ses forces, et ne gêne nullement ses fonctions, car il n'implique aucun traitement chirurgical.

Il y aurait un grand intérêt à transformer sous anesthésie, par des manœuvres externes, les luxations du radius en avant et en dedans, en luxations externes en dehors.

BIBLIOGRAPHIE

ANNEQUIN. — Lyon Médical, A. 1898, t. LXXXVII, p. 72-83.

ALBERTIN et TAVERNIER. — Bull. Soc. Chirurg. Lyon, A. 1904, t. II, p. 33-36.

BÉRARD. — Lyon Médical 1904, p. 1036 (Fractures extrémité sup. du cubitus avec luxat. radiale).

BONNENBERG. — Zeitschrift f. Ortho. Stuggard, A. 1892, p. 376-409.

BROSSARD. — Thèse de Lyon, 1883-84, n° 229.

CARREY. — Thèse de Lyon, 1894, n° 964.

CAHIER. — Lésions traumatiques des articulations, 1908, p. 162.

CHEVASSU. — Rapport de Schwartz, Bull. Soc. Chirurg. Paris, 1897, p. 363.

CONNER. — Amer. Journ. Med. Assoc., 12 mars 1892.

DANYAU. — Archives générales de médecine, t. X, p. 390.

DELAFOUCHARDIÈRE. — Thèse Paris, 1902-03, n° 41.

DELORME. — Bull. et Mém. Soc. Chirurg. Paris, 9 juillet 1902, t. XVIII, p. 795-6.

DESTOT. — Mém. présenté pour sa candidature à la Soc. Chirurg. Lyon, 1899.

DÖRFLER. — Deustche Zeitschrift f. Chirurg., A. 1886., p. 338-361.

DUPLAY-RECLUS. — Traité de chirurgie.

ERIGAUX. — Thèse de Paris, 1896-97, n° 22.

GAZET. — Thèse de Lyon, 1903.

GERDY. — Archives générales de médecine, 1835, t. XVII, p. 149.

GILIS. — Soc. des sciences médicales, Montpellier Médical, mars 1900,

GRAILLE. — Thèse Montpellier, 1900-01, n° 65.

GRENIER. — Thèse Paris, 1878.

HAMILTON. — Traité pratique des fractures et luxations, n° 37288, p. 889.

HERBERT. — Revue d'orthopédie, 1898, p. 57.

HENNEQUIN-LŒVY. — Traité des grandes articulations, 1908.

HUGUES. — Thèse de Montpellier, 1899-1900.

HENNEQUIN. — Soc. de Chirurg. de Paris, 1900, t. XXVI, p. 197-209.

JOUSSET. — Gaz. méd. de Paris, 1833, p. 216.

JEANBREAU. — Soc. des sciences médicales, Montpellier Médical, mars 1900.

LE DENTU et DELBET. — Traité de chirurgie (article de Rieffel).

LE DENTU. — Leçons de clinique chirurgicale, p. 107.

LYARS. — Revue d'orthopédie, 1898.

LEISRINCK. — Deutsche Zeitschrift f. Chirurgie, 1873.

LOBKER. — Central. f. Chirurg., t. XXIV, 1886.

LOBKER. — Wien medical Press, 1883.

LOISON. — Marseille Médical, 15 août 1903.

LONGMORE. — Lancet, 1892, vol. II, p. 1323.

MAC LEOD. — Lancet, juin 1892, II, p. 1356.

MALGAIGNE. — Traite des fractures et des luxations.

MERLIN. — Dauphiné Médical, juin 1896.

OLLIER. — Traite des résections, t. II, p. 289, n° 39232.

PFISTER. — Corr. Blatt. f. schov. Aertzte, 1er mars 1896.

RIESE. — XXXIIIe Congrès Soc. allem. de Chirurgie.

RISS. — Thèse de Paris, 1901, p. 51.

KIRMISSON. — Fractures du cubitus et luxation extrémité sup. radius chez l'enfant.

SCHWARTZ. — Bull. Soc. Chirurg., 1897, p. 153.

SPRENGEL. — XXXIVe Congrès Soc. allem. Chirurgie.

STANCIULESCU. — Thèse Paris, 1890, n° 271.

SCHUSSLER. — Centr. f. Chirurg., 1887, t. VII.

WILLIAMSON. — Lancet, 1892, vol. II, p. 936.

9800. — Imp. Réunies, Lyon.

www.ingramcontent.com/pod-product-compliance
Ingram Content Group UK Ltd.
Pitfield, Milton Keynes, MK11 3LW, UK
UKHW020403220726
13923UKWH00004B/1716

9 782019 252243